TEMOIGNAGE
PUBLIC

RENDU A M. DIBON,

CHIRURGIEN ORDINAIRE DU ROI
dans la Compagnie des Cent-Suisses de la
Garde du Corps de Sa Majesté,

Par PIERRE DE DYN d'Anvers.

*On y a joint les preuves de la Cure, avec quelques
Réflexions concernant M. de Torrès, par qui le
Malade avoit été manqué.*

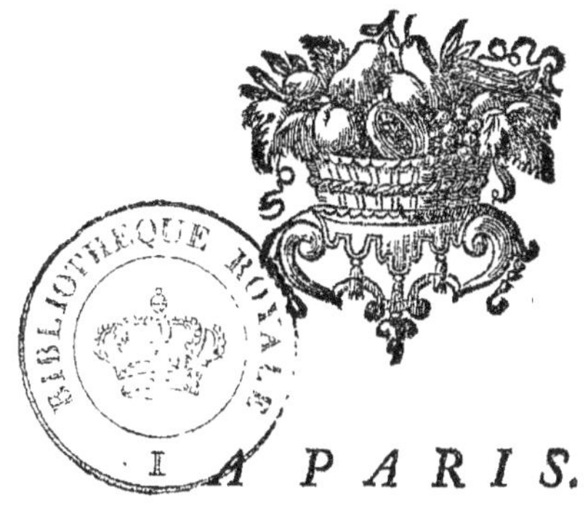

LA PARIS.

M. DCC. LV.

Avec Approbation & Privilége du Roi.

AVERTISSEMENT.

*L*E détail qu'on va lire, est l'ouvrage d'un Malade jugé incurable par de célébres Praticiens, & qui contre toute esperance a été gueri radicalement par le Remede de M. Dibon. C'est une espece de confession publique dictée par la reconnoissance, une description vraie & naïve de la maladie de l'Auteur, & des malheureuses épreuves par lesquelles il a passé jusqu'à sa parfaite guerison. On a cru devoir conserver son langage & son ortographe moitié Wallons & moitié François ; ils pourront amuser quelques Lecteurs. Mais on a traduit toute la Piéce, pour la faire entendre des autres ; & on a mis la version à côté du texte, pour n'y point laisser soupçonner la plus legere alteration.

Ce Mémoire est suivi des Certificats de MM. Goullard, *Médecin ordinaire du Roi,* Le Dran, Henriquès, Morand, & Hebrard, *Maîtres en Chirurgie.*

On y a joint quelques Réflexions concernant M. de *Torrès qui avoit manqué le Malade, & sur le nouvel Ecrit qu'il a répandu depuis peu sous le nom d'un prétendu Carboneil, se disant* Docteur en Médecine.

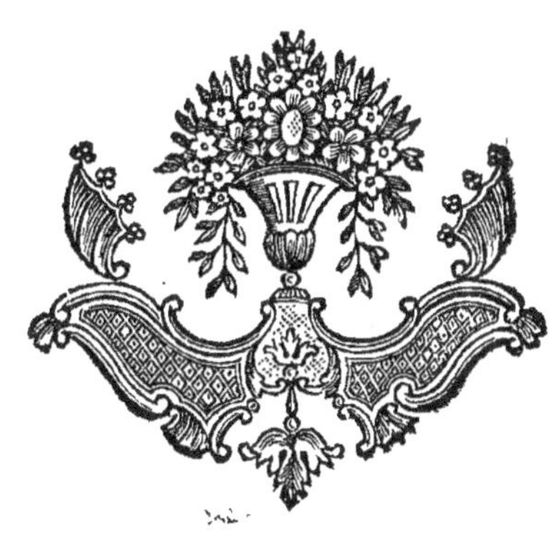

UN

UN PETIT MEMOIRE
*Qui font la Chouffe de mon trifte étacq
daprefent.*

TRADUCTION.
*Mémoire de ce qui m'eft arrivé
jufqu'apréfent.*

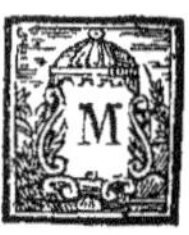On premier acfedant ce fut en laneé 1747. Je eut deux ou trois Canquer à la Vergeé qui me faifa tant fouffrir, qu'il me donna la fiévre ; je trouva une abil Chirurgien à Lisbonne ou jeté à Lisbonne en Portugal, qu'il me tira dafaire en quinze jours de tems. Lanée 1749. je atrapa un chout pife avec de peti Canquer à la vergée & même la Choutpiffe eft venue cordez ; cet un Apotecquer à coute de S. Rocx dans la rue de S. Honore tou aupré de la Eglife, qu'il ma geris avec de certen gout que je prenne dans un ver à boire avec de Loud fix fois par un jour chaque jour, je fus bien geris ou bout de deux mois. Laneé 1750. je gainné un outre Choutpiffe, mais elle ne me

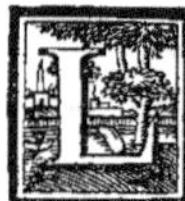'Année 1747. eft l'époque de mon premier accident. J'eus à la Verge deux ou trois Chancres qui me firent de grandes douleurs, & qui me cauferent la fiévre. Je fus tiré d'affaire en quinze jours, par un habile Chirurgien de Lisbonne en Portugal. En l'année 1749, j'attrapai une Chaudepiffe avec de petits chancres à la Verge, & ma Chaudepiffe devint cordée. Un Apoticaire demeurant ruë S. Honoré près de S. Roch, me guérit avec des goutes que je prenois dans de l'eau fix fois par jour, & je fus bien nétoyé au bout de deux mois. En l'année 1750. je gagnay une feconde Chaudepiffe, mais bénigne & nullement douloureufe. J'eus récours à mon Apoticaire ; il me donna une petite fiole pleine d'une liqueur blanche, dont je prenois tous les jours une cer-

gennet pas , même je croyé qu'il
netet qu'un écouffement ; ousitôt
je fut trouvez M. Lappotequer,
quil me donna un peti ficols avec
un liquer blan pour prende com
à lordinair pour mon ecu , &
quand je navez plus je retourne
pour mon ecu chez M. Lappotequer. Sa trene environ quatre ou
cin mois , tantot mon Choutpiffe coulez, tantot ne coulez plus,
& quelque fois quant je bouvoit
un peut plus que de coutum ordinair , alors fa coula plus vitiman.
Au bou de cinq mois je croyé que
je etoy geris tout fait bien ; je
monta un jour un cheval , & le
lendimen je fenty la dolur à mon
bourfe ; je porte mon main , je
fanty quel eté enfelez & quelle
venet plus gro à cacque moment;
fa me cofe becoup dembras ; je fut
trouvez M. Dacx Maître Chaurigien quil me mis de quattaplan
la defur & enfuite fa commence à
coulez ; il ma redicalement geris
en 46 jours. Lanée 1753. au mois
Jullet il mes venu un peti canquer
à la Vergée ; je baiffine avec gros
vin & fa allez & tantot fa revenez;
je ne fit pas aucun cas de fa , mais
à la fuite il mes venue une petite
gelande dans Lainne , & fa me genez à marchez ; tout fuit je fu trouvez un Monfieur dans le Quinzevingt & je lui fis voir ; il mes dit
tout fuite que fa étoit rien , mais

taine dofe. La fiole me coutoit
un écu , & j'en ufai pendant quatre ou cinq mois. Ma Chaudepiffe étoit devenue comme périodique : elle s'arrêtoit de tems
en tems , & puis recommençoit
à couler , lorfque je buvois un
peu plus qu'à l'ordinaire. Environ au bout de cinq mois, je me
crus tout-à-fait guéri ; un jour je
montai à cheval , & le lendemain je fentis de la douleur dans
les bourfes. J'y portai la main ,
je fentis que cette partie étoit
enflée & que l'enflure augmentoit à chaque moment. J'allai
trouver M. Daft , Maître en Chirurgie: il me mit quelques cataplafmes qui ramenerent l'écoulement , & je fus parfaitement guéri en quarante-fix jours.
Au mois de Juillet de l'année
derniere (1753.), il me vint encore de petits Chancres à la Verge : je les baffinai pendant quelque tems avec de gros vin ; ils
difparoiffoient & revenoient fucceffivement, ce qui fit que je les
négligeai. Mais il me furvint
enfuite dans l'Aine une petite
glande qui me genoit beaucoup
en marchant. Je m'adreffai dans
le Quinze-Vingts à une perfonne, qui après m'avoir vifité, me
dit que ce n'étoit rien. Ce Chirurgien me mit un emplâtre
pour diffiper la tumeur , & en
même-tems il me donna un peu
d'onguent pour mes Chancres.
Trois femaines après les Chancres furent guéris; mais la glande étoit devenue plus groffe. Je

je va mette une emplatre la defur
pour le dicipez ; & en même tems
il me donna un peut dongand
pour ce petit Canquer ; je contai-
nia fa environ trois femene , le
Canquer eft venu gerit, mais la
Gelande elle venoit plus gros. Je
parlez à ce M. quil me tretez &
je lui demende fi fa ne pareffe pas
une Poulain , il mes dit qu'il fauloit voit encour un peut ; à la fuit
fa venuoit gros tout fait ; alors ce
M. comence àmes examine, il mes
demandez fi je navoit pas ut do-
tre galanterie , je lui confeffe de
toute ma vie comme je avoit vecu;
il me parla en honnet homme &
mes dit furement faeft quelque an-
chien mal , & je vous confeille
pour le plus court que de paffez
la grande remedie , & de plus
voilà le mois de Septembre va ve-
niz , & comme defet il aprochez,
cé le meilleur tems de lanée pour
vous mette en furetez ; tout fuit je
fus refolu de me mette au peti mefon & je fut demande mon cont à
mon Maitre, qu'il me difoit pourquoi je lui voulle quittée. Je lui
diffe mon mal, il mes dit dabor
quil fouloit voir M. Goulart fon
Médecin , & fi je povoit geriz
che lui dans fa mefon il ne voulet pas que je fortie; je me fut
tout fuite chez M. Goullart , je
lui demandez fil etoit neffechiez
que paffe la grande remedie pour

retournai chez le Chirurgien ,
& je lui demandai fi cette glande ne lui paroiffoit pas être un
Poulain. Il me dit qu'on le verroit par la fuite , & qu'il falloit
attendre encore. Enfin la tumeur
groffiffant de plus en plus , il
commença à m'examiner plus
férieufement. Il me demanda fi
je n'avois pas eû d'autres galan-
teries. Après lui avoir tout con-
feffé , il jugea que cette glande
étoit une inducation de la Verole , & pour le plus court, il me
confeilla de paffer les grands
remedes. On approchoit alors
du mois de Septembre , qui eft
le temps de l'année le plus favorable ; il m'exhorta à en profi-
ter. Je pris auffitôt la réfolution
de me mettre aux *Petites-Mai-
fons* , & je demandai mon congé
à mon Maître. Il voulut fçavoir
pourquoi je le quittois , & lui
ayant avoué mon état, il me dit
qu'il falloit voir M. *Gaulard* fon
Médecin. Il ajouta que fi je pouvois être traité dans fa maifon,
il ne vouloit pas que j'en for-
tiffe. J'allai tout de fuite chez
M. *Gaulard*; je lui demandai s'il
étoit befoin de me faire effuyer
les grands remedes. Il me quef-
tionna fur ma vie paffée , & je
ne lui cachai rien. M. *Gaulard*
convint qu'en effet le plus court
étoit de paffer les grands remedes ; mais il ajouta que je pour-
rois néanmoins guérir autrement. En conféquence , il me
donna la recette d'un emplâtré
qu'il me dit de prendre chez un

cela ; il ma ceſtionez ſur ma vie paſſez dont je lui diſe tout ſans cache rien, & lui dit tous les avanture qu'il mes étoit arrivez. M. Goullart me dit, de paſſer la grand remedie ſa étoit le plus court, mais je croit portant que vous pouvez gerir autrement : je menvais vous donner un recet que vous prenderez chez une Apotequer pour vous faire une emplâtre, qu'il vous laiſſerez hui jours la deſur, alors vous mes vienderez parlez. Je fet tout ſuit ce qu'il ma ordonnée, alors mon Poulain venez de jour en jour plus grand & je ſouferez plus en plus ; et ſa venue ſi grand comme un œuf dun oie & ſa caſſe en dedans ; le huitieme jour je fut trouvez M. Goullart, et mes dit dabor quil foullait faire ovrier par un Chiruirgien & faire penſer avec de Longand mercuriael ; moi je croyé que je aure étoit gerie tout ſuit, je prenne une jeune Chiruirgien nomé M. *Malot* qu'il mes diſoit abile homme, & qu'il travallez lon tems à Monpellie ; il ma la ouvert à la fin du mois Aouſt 1753. Je mes ſantée tout ſuit ſologeez, voilà pour treize au dix-huit jour & vous ſerez debraſſé ; au commencemenr ſa purgez conſiderablement & au bou de 25 jour ſa commence à creuſe du cottez de la hanſe ; on mes ſeringez la dedans

Apoticaire ; il m'ordonna de le laiſſer huit jours ſur ma tumeur, & de revenir enſuite le voir. Je fis de point en point ce qu'il m'avoit ordonné ; mais mon Poulain groſſiſſoit de jour en jour, & je ſouffrois de plus en plus. Il devint gros comme un œuf d'oye, & commençoit même à caver. J'allai le huitieme jour chez M. *Gaulard*; il me dit d'abord qu'il falloit faire ouvrir la tumeur par un Chirurgien, & le penſer avec de l'onguent mercuriel. Je crus être guéri tout de ſuite, en ſubiſſant cette opération : je m'adreſſai à M. *Malot*, jeune Chirurgien que M. *Gaulard* m'aſſura être habile homme, & avoir travaillé long tems à Montpellier. M. *Malot* m'ouvrit mon Poulain à la fin d'Août 1753. Je me ſentis d'abord ſoulagé, & le Chirurgien me fit eſperer que dans treize ou dix-huit jours je ſerois tout-à-fait hors d'embarras. La playe ſuppura beaucoup dans le commencement ; mais au bout de vingt-cinq jours on s'apperçut qu'il ſe faiſoit des Sinus du côté de la hanche. On m'y fit des injections avec une certaine eau fort chaude & très cuiſante. Ce traitement dura deux mois, & le mal empira toujours. Je m'en plaignois au Chirurgien qui me conſoloit, en diſant qu'il repondoit de ma guériſon. Comme on employoit à ma playe beaucoup d'onguent mercuriel, j'avois une ſalivation preſque con-

avec un certain loud tout chout
& très quissant ; sa dures deux
mois & sa ne vene que pier en
pier ; je mes plainne à M. mon
Chuirirgien que mes consolla &
qu'il reponde ma gerison, & comme on ussez becoup longand mercuriael, sa mes fit bien crasse &
même bavais ; sur quoi il mes dit
sa purge mon san & qu'il ne mes
resterai aucun mal venirien ; mais
comme je voiei que du pir je le
pris avec un fiacquer pour con-
sulter quelque abil homme ; nous
fum chez plusieur, mais ne trovez
pas ; il me dit qu'il connoisse M.
Ruffel très abil Churrigien Ma-
jours de Garde du Corps de sa
Maisеste ; nous le trouvent chez
lui, je fit voir ma plais & demandez sil trouve point de Verrolle
mellez avec sa ; il mes dit qu'il
ne voyeft aucun dangez, & memme dit-il sil aurez de la Verrolle
avec, je vous repond devant un
mois au plus six femaine vous se-
rez redicalemen geris , & dit-il
je vous donnerez de bolle que
vous prendrez tou le jour trois au
bien quatre selon comme il traval-
leront, que vous fairont aller trois
au quatre fois à la garderobe ; pour
votre plais je vous donne un indi-
gefti & des emplatres de longand
de la Mer & feringe encore quelle
que jour, & rempli le trou de fel-
pit & d'ingefti, & nous verron en-

tinuelle. M. *Malot*, pour me
raffurer, difoit que cela purifioit
mon fang, & qu'il n'y refteroit
bientôt plus aucun Virus vénerien. Mais fentant mon mal em-
pirer, un jour j'allai prendre M.
Malot dans un caroffe, pour
confulter enfemble quelque habile homme. Nous fumes chez
plufieurs Maîtres de l'Art que
nous ne trouvâmes point. M.
Malot me dit alors qu'il con-
noiffoit M. *Ruffel* Chirurgien
Major des Gardes du Corps de
fa Majefté, & grand Praticien.
Nous le trouvâmes chez lui : je
lui fis voir ma playe, & je lui
demandai s'il n'y trouvoit point
quelque indice de Verole. Il répondit qu'il ne voyoit aucun
danger à mon mal, & que quand
il y auroit de la Verole, avant
un mois ou fix femaines au plus
je ferois guéri radicalement. Il
ajouta qu'il me donneroit des
bols dont je prendrois trois ou
quatre par jour, & qui me feroient
évacuer trois ou quatre fois re-
guliérement ; que quant à ma
playe, il me donneroit un bon
digeftif avec des emplâtres de
l'onguent de la Mere ; qu'il falloit cependant feringuer encore
quelques jours, & remplir le
trou avec de la charpie & du digeftif, qu'enfuite on verroit ce
qu'il y auroit à faire. M. *Ruffel*,
quelques jours après, voyant
que la playe fuppuroit beaucoup, & que l'humeur creufoit
toujours en dedans, réfolut de
coper les bords de cette playe,

fuit. Queleque jour apres voyant que fa jetez confidérable & fa crui-fe toujour en dedan, il fe réfolu de copper jufque quil etoit crus ; enfuit fur la partie quil étoit overt, on jettez un poudre blans dedans & allantour, & on fermez fa très bien pour 2 fois 24 heur. Mais je ne pas dit pendant tout ce tems la que on me brullez tou le jour avec de pier infernal, auffi il mes fit prendre que du let pour tout noriture, difant que fa faire plus des fet avec le boulle quil fai-fez portant par mal ; mais le let apres 3 femaine ne me faifoit pas bien, & ottez tout ma forge, quoi-que je fait toujour mon petit de-voir ; le pier infernal la poudre blans ne empeffez pas que la chair baffeufe croife toujours afors, on commence à copper avec le fizot tous les dix au daus jour.

Après la coppure la plais vene toujour tres belle, mais fa cángé toujour. Monfieur Rufel mes di-foit que mon fant netoit pas en-cour net, mais fa commence à avancez, & il mes dit aye corage vous ferez bientôt debraffez ; fa étoit dans ce tems-là cinq mois & deux mois & demit que je etoit avec Monfieur Rufel, & fix au fept fois coppé & tondu avec les fizots; jen ne pouvois plus marchez quil mes venoit fi fenfible & memme plus dormir ; je etoit prêt à pren-

ainfi que les chairs recrûes dans toute la circonféren-ce. L'opération fut faite auffi-tôt; enfuite il foupoudra l'inté-rieur de la playe avec une pou-dre blanche, & mit l'appareil qui refta deux fois vingt-quatre heures. Pendant ce traitement, on m'appliquoit encore la pierre infernale, & j'étois reduit au lait pour toute nourriture. J'ufai du lait pendant trois femaines, ce qui m'affoiblît beaucoup, fans me faire d'ailleurs aucun bien. La pierre infernale & la poudre blanche n'empêchoient pas la chair baveufe de croître toujours ; ce qui obligeoit de la couper avec les cifeaux tous les dix ou douze jours.

La playe après la coupure étoit toujours belle ; mais cette appa-rence n'étoit pas de longue du-rée. M. *Ruffel* me faifoit enten-dre que mon fang n'étoit pas encore net, mais qu'il commen-coit à fe nettoyer, & qu'avec un peu de courage, je ferois bien-tôt hors d'affaire. Je fus ainfi deux mois & demi entre les mains de M. *Ruffel*, qui m'in-cifa fix ou fept fois ; ce qui joint aux cinq mois que je fus traité par Mrs. *Gaulard* & *Malot*, font près de huit mois de fouffran-ces prefque continuelles. J'étois
alors

dre une autre partie, alors M. De..... mon Maître me fit appelle & dit la Piere vous tirez toujour de la hans ; ne vous portée pas mieu ; je repondez que non mais pir. Monſieur me dit, mon enfant je parlez à un des abil homme de Paris, il a fait de curre conſiderable, & je confirez moi memme, & voilà une lettre que vous portere de ma part ; je remercie très mon Maître de ſa bonté & jalla le lendemain du grand matain pour ne pas manque, & je trouva Monſieur Toryſe qu'il me fit entrez tout ſuit, & après avoir fait ma revrencie, je lui préſente la lettre & diſoit que je venoit de la part de mon Maître M. De..... il mes dit defait vit vote plais, vous ſortez des mains de Charlatan ; je lui dit non, que je ſortez des mains de M. Ruffel & memme on diſoit très-expert; a dit-il les Churrigien de Paris ſont la plus part de bourreaux, vous vienderez chez moi une huitaine au dixaine de jours, & je vous gerire ſans coppez ni brulle. Je lui demande pour faire accord & j'ne ſuis pas riſce, & je avoit preſque tout depenſez que je auvoit; & mes dit rien & quand vous ſerai geris vous parlez de l'argent. Il mes dit de venir le memme jour, je ne manque pas auſſi ; il mes dit de aller avec lui dans ſon caroſſe

alors reduit au point de ne pouvoir plus marcher qu'avec des peines infinies, & je ne dormois plus. Dans cet état, M. De.... mon Maître me fit appeller, après m'avoir fait rendre compte de la ſituation où je me trouvois, il me dit qu'il avoit parlé de moi à un très-habile Médecin, qui faiſoit des cures étonnantes, & qu'il n'héſiteroit pas lui-même à ſe mettre entre ſes mains. Il me donna une lettre pour lui, que j'allai dès le lendemain porter à M. *de Torrès* (c'eſt le nom du Médecin dont il s'agiſſoit). Auſſitôt que je me fus annoncé, M. *de Torrès* voulut voir ma playe que je lui montrai. *Vous ſortez,* dit-il, *des mains des Charlatans* »Non M. lui » répondis-je, celui qui m'a traité » le dernier, eſt M. *Ruffel,* Chi- » rurgien célebre. *Bon,* repliqua M *de Torrès, vos Chirurgiens de Paris ſont pour la plupart des bourreaux. Je vous guerirai moi dans huit ou dix jours, ſans rien couper, ni bruler.* Je voulus dabord faire marché, en lui obſervant que je n'étois pas riche, & que j'avois déja dépenſé tout ce que j'avois. Il me dit qu'actuellement il ne falloit rien, & qu'il ne ſeroit queſtion d'argent, que quand je ſerois bien guéri. Il finit par m'ordonner de le revenir voir le même jour. Je n'y manquai pas ; il me prit dans ſon caroſſe pour me faire voir aux plus fameux Médecins & Chirurgiens de Paris, & il me

& il mes préſentez de l'argent ; je lui dit que je avoit encour quelleque choſe dans ma poſſe; je mi vais vous faire voir par tou les abille de Paris , & je vous dire à qu'il fout donner de largend ; il mes menna chez pleſieur Bourgeois au il auvoit de compagnie pour mes voir , & mes fit otter tout ce qu'il avoit deſur , & il diſe qu'il gcrire comme ſa ſans rien mette. deſur ; je prommene comme ſa trois jours che quantete de Medſin & Churrugien , & me faiſoit tenir mon argent prêt dans la main devant ſortir de ſon caroſe. Nous fumes quatre fois chez M. Morand devant le jondre; je fit voir ma plais a M. Morand, il mes diſez qu'il étoit charmes que je étoit entre le main de M. Toriſe , & que je ſerai bientôt geris , mais qu'il ſera charmais de mes voir apres mon retabiſement , & M. Morand donnez un ſertificat dun malade qu'il avoit gerit, & voila tous les diſcours de M. Morand, & M. Toreſe remercia becoup. La memme ſermony étoit comme ſa chez tous le autre, au je donné ſix frans à des endrois , & des autres rien que la vûe de mon corps tout pouvretez ; le troiſieme jour me envoye laprec dine ſon caroſe, mais je ne voulez par partir , diſant que je étoit malade de reſter comme ſa dans la rue, & il étoit la veritez.

préſenta de l'argent pour payer leurs honoraires. J'avois quelqu'argent ſur moi; je ne voulus pas prendre le ſien, & il me dit qu'il m'avertiroit lorſqu'il faudroit en donner. M. *de Torrès* me mena dans pluſieurs endroits ou l'on paroiſſoit curieux de me voir. Il me faiſoit montrer ma playe, & il aſſuroit bien qu'il me gueriroit , ſans y appliquer aucun remède extérieur. Il me promena de cette maniere trois jours de ſuite chez quantité de Médecins & de Chirurgiens, & il me faiſoit tenir mon argent tout prêt dans la main, avant de deſcendre du caroſſe. Nous allames quatre fois chez M. Morand , avant que de pouvoir le joindre. Nous le trouvâmes enfin ; je lui découvris ma playe : M. *Morand* me dit qu'il étoit charmé que je fuſſe entre les mains de M. *de Torrès* , & que je ſerois bien-tôt guéri ; mais qu'après mon rétabliſſement il vouloit me voir. Cette conſultation ne fut pas plus longue ; M. *de Torrès* ſe fit enſuite expédier un certificat pour un malade qu'il avoit guéri, & remercia beaucoup M. *Morand* : là ſe termina notre viſite. Ce fut la même cérémonie chez tous les autres où nous allames : je donnois de l'argent en certains endroits, & en d'autres je ne donnois rien ; j'en étois quitte pour montrer le déplorable état où j'étois. Trois jours après cette longue marche , M. *de Torrès*

A la quatrieme jour il mes donnez le matin deux boulle gros comme de noiſet, enſuit il ordonna douze lavement & boire le tiſanne à fors, mais devant qu'il étoit midi je rendez tout ce qu'il étoit dans mon corps ; & memme je ne pouvez pas prendre tous les lavement, car je auvoit gangné de morvit dans ſon caroſſe dont que je ſuis pas encor quit ; le ſoir encor de bolle que je prenne tou le jour la memme doſſe ; le quatorziéme jour il mes donne de fricſons ſur le jambes & quelle fois ſur mes quis ; il ma donner environs vint-deux au bien vint-trois fricſons, qu'il etoit quelleque fois très-leger, mais quand il vennoit de perſone de la ſienſe il en donne pour engreſſer un rou de caroſſe ; mais ſa empeſſez pas la doſſe de bolle & de lavement, & la tiſanne & la petit ordonez toujour.

A legard de ma plais on ne mette rien pas ſeulement du loud que au bout de quinze jour M. Dioſelle il mette une indigeſti & des emplatre de longand de la Mer, mais huit jours apres, M. Toriſe ne voulut pas que on mette davantage que du linge ; apres trente-huit jour on diſoit que je étoit geri & que je navoit plus aucun mal venirien ; alors on m'a brulle trois jours tout ſuit pour otter le mauvais chers & on penſez avec le

m'envoya ſon caroſſe pour me faire recommencer la même tournée. Je ne voulus point m'expoſer de nouveau à de pareilles fatigues, & je fis dire à M. *de Torrès* que je n'étois point en état de les ſoutenir. Le lendemain matin il m'envoya deux bols de la groſſeur d'une noiſette, il ordonna douze lavemens, & une ample boiſſon de ptiſanne. J'exécutai l'ordonnance, mais avant midi j'avois ren du tout ce que j'avois pris. A l'égard des douze lavemens, je n'en pûs prendre qu'une partie, parce que le mouvement du caroſſe, dans la promenade que j'avois faite avec lui, m'avoit fait venir des hémorroïdes dont je ne ſuis pas encore quitte. Le ſoir il fallut prendre encore des bols, & continuer tous les jours la même doſe. Le quatorziéme jour M. *de Torrès* me donna des frictions ſur les jambes, & quelques-unes ſur les cuiſſes. J'en ai eu environ vingt-deux ou vingt-trois, mais qui quelque fois étoient fort légeres. Quand il ſe trouvoit chez lui des gens du métier, ſoit Médecins, ſoit Chirurgiens, il me mettoit de ſa pomade dequoi graiſſer une roue de caroſſe ; mais cette quantité ne diminuoit pas la doſe des bols, des lavemens & de la ptiſanne. Pour ma playe, on n'y mettoit rien, non pas même du linge ; on ſe contentoit de la laver de tems en tems avec du vin & de l'eau tiéde. Au bout de memme ongand ; huit jours apres voyant encor quelleque mauvais bord , M. Diofelle avec un fizot mes coppe les bord tout alletour ; alors ma plais eft venu très-belle extremment fenfible , mais elle vene de meux en meux ; alors M. Torife il fit encour tout otter & mes laiffe quatre jour comme fa ; on lavoit de tems en tems un peut avec de loud tiet , & je périffe de jour en jour & de douleur qui ne povez plus dormir ; pour mes folage il mettez des catteplan la defur pour ladoufcir , mais toujour pir en pir ; je plaignez & il mes dit que je navoit pas aucun mal vénirien ; que je povais aller à la cartée ; on tinnet confultation ; l'un dizoit que j'avoit le Chorbut ; M. Diofelle difoit que je étoit lardre ; M. Torize difoit incurable , M. Goullart difoit qu'il faulet prendre les oux de Barreffe , de mais tranfporter la fi je povez & contunye avec de longand marquriael , s'étoit le plus meilleur que ce M. Médecin.

[*Suit de ma maladi qu'il a commencé dans le mois de Julet* 1753.] Après le traitement de trois Chururgien quil avez deure le fpaces de cinq mois , je etée chez M. de Torife trois mois & demi , il me avez dit quil mes gerirée moin que dans un mois de temps & que on m'avez mal traitée ; car diffe-t'il la plus

quinze jours M. *Dieuxayde* Chirurgien y mit un digeftif & un emplâtre d'ongent de la Mere. Mais huit jours après M. *de Torrès* ne voulut pas qu'on y mit autre chofe que du linge blanc. Ce traitement dura trente huit jours ; on dit alors que j'étois guéri, & que je n'avois plus aucun Virus. Cependant pendant trois jours de fuite on m'appliqua la pierre infernale , pour confommer les mauvaifes chairs, & on me continua l'onguent de la Mere. Huit jours après M. *Dieuxayde* voyant encore des chairs baveufes , me coupa tout au tour les bords de la playe qui devint très-belle , mais extrêmement fenfible. M. *de Torrès* alors fit encore ôter les emplâtres , & me laiffa quatre jours fans cataplafme. On lavoit feulement la playe de tems en tems avec de l'eau tiéde. Ma fituation pourtant n'étoit point changée ; je déperiffois de jour en jour , & il n'y avoit plus pour moi de fommeil. M. *de Torrès* , pour me foulager , en vint à fon tour aux cataplafmes ; mais le mal au lieu de s'adoucir , fembloit s'aigrir de plus en plus. Enfin un jour que je me plaignois du cruel état où j'étois reduit , M. *de Torrès* m'affura que je n'avois aucun mal vénerien , & que je pouvois aller à la Charité. On fit à ce fujet une confultation : l'un difoit que j'avois le fcorbut, M. *Dieuxayde* prétendoit que j'étois ladre ; M. *de Torrès* me

grand partie de Chururgiens de
Paris font ingnorant ; le vingt du
mois de Mars on a tenue un grand
confultation de plefieur Médfin
& Churrurgiens ; M. Torife affu-
rez que je n'avez plus de mal vénirien , mais quil ce éte plutôt le
Chorbut ; M. Diofelle dife que je
éte lardre , M. Goullard mes
diffe qu'il fauloit que je prende
les oux des Barrege ; je prene becoup de chagrin , car je entende
que M. Torife mes difoit que je
étez incurable ; M. Torife a mêm-
me dit après qu'il mettra cent
mille franc que je ne gerire jamais. Je refte quinze jour fans aucun folagement ; car M. Torife
mes avoit abandonnez ; il venoit
plefieur Chururgien mes voier ,
mes perfonne ne mes voelet entreprendre ; il ne venoit que par
cruyofité pour voir mon trifté
étact ; je avois alors la fevre &
la deffenterie avec un grand reu-
me & autre ; mon plais qui étoit
de longueur de fept poces avec
un cue de poulle à lantour ; je
avoit un autre Poulain fous les
épolle goffe avec un grand paquez
de moried ; par bonheur pour moi
il logé un valet de chambre dun
Monfieur dans le memme en-
droit ; Monfieur Dibon eft venue
voir ce valet de chambre , & ce
bon garçon par pitié a priez M.
Dibon de mes voir en paffant , &

jugeoit abfolument incurable ;
M. *Gaulard* , le plus moderé de
tous , étoit d'avis que je priffe
les eaux de Barrege , fi je pouvois m'y tranfporter, en me fai-
fant continuer l'ufage de l'onguent mercuriel. Enfin toutes
les opinions alloient à me faire
perdre l'efpérance , & M. *de
Torrès* entr'autres difoit qu'il
parieroit cent mille francs que
je ne guerirois jamais. Je reftai
de cette manière quinze jours
fans le moindre foulagement,
abfolument abandonné de M.
de Torrès qui m'avoit promis
de me guérir en moins d'un
mois de tems. Il venoit plufieurs
Chirurgiens me voir , mais aucun ne vouloit m'entreprendre.
La feule curiofité me les ame-
noit , & ils fe contentoient de
me regarder en pitié. J'avois
alors , outre mes maux ordinai-
res , la fiévre & la diffenterie ,
avec un gros rhume ; ma playe
avoit fept pouces de longueur ,
& dans toute la circonférence il
regnoit une dilaceration très-
confidérable. J'avois de plus un
autre Poulain fous l'aiffelle gauche, avec de fortes hémorrhoïdes.
Un heureux hazard amena dans
la maifon ou j'étois logé le valet
de chambre d'un Seigneur. M.
Dibon vint voir ce valet de cham-
re , & celui-ci par pitié le pria de
me faire en paffant une petite vi-
fite. M. *Dibon* vit donc ma playe,
& quand il l'eut bien examinée,
je lui dis que j'étois abandonné
de tout le monde , comme in-

apres qu'il me avoit bien vifitée, je lui difez que on mauvait aban-donez, & tous les monde mes di-foit que je étoit incurable, & que le Médcin & Churigien mes di-foit que je avoit plus dé verolle ; & on avoit jeugée à propos quil faulct que je alle à Barrefe ; M. Dibon mes difoit puifque tous les grand homme dift que vous fet incurable ; fi vous voulez avoir confiance à moi, je faire en forte de vous geriz fans qu'il vous en cout rien ; je étoit charme d'en-tendre un ofre fi gratieux ; il mes dit enfuit de mes faire tranfportez chez lui ; le deux du mois d'Avril je prit un chaife au porteur, car je netoit pas en etac de fuporter aucun aute voiture ; on peut bien confiderez comme je etoit en etac de faire une voyage de deux cent leux ; M. Dibon avoit eut la bonte de mes faire appretter un chambre & un bon feux ; dans mon mal-leur je mes trovez herux, car je etet bien logé & bien échouffe, éclerez & un domeftique qu'il avoit foin de moi. M. Dibon & M. fon neveut il ont eus tant de bontée pour moi & fi grand foin comme fi je etoit un Prinfe ; je trouvez le tretement de M. Dibon bien diferant à celle de Monfieur de Torife par bonheur pour moi ; car je netoit pas en etac de pren-dre trois au bien quatre boulle la

curable ; que cependant on pré-tendoit que je n'avois plus de verole, maïs que pour toute ref-fource on me condamnoit à prendre les eaux de Barrege. M. *Dibon* me répondit, que puif-que de grands Praticiens me ju-geoient incurable, fi je voulois avoir de la confiance en lui, il tâcheroit de me guérir, fans qu'il m'en coutât la moindre chofe. De pareilles offres me remplirent de joye, & il y mit le comble en m'invitant de me fai-re tranfporter chez lui le plutôt qu'il feroit poffible.

Le deux du mois d'Avril der-nier, je me mis dans une chaife à porteur, car je n'étois pas en état de fupporter aucune autre voiture ; comment aurois-je pu faire un voyage de deux cent lieues, tel que celui de Barrege? M. *Dibon* m'avoit fait préparer une chambre avec un bon feu, & je m'y rendis. Quelle diffé-rence du traittement que j'é-prouvai dans cette maifon à ce-lui qu'on m'avoit fait jufqu'alors! M. *Dibon* & fon neveu ont épui-fé leurs bontés fur moi. Mon régime enttre les mains de M. de *Torrès*, étoit tous les jours trois ou quatre bols de la grof-feur d'un œuf de pigeon, trois ou quatre pintes de ptifanne & une demi douzaine de lavemens. Chez M. *Dibon* au contraire, tout fe reduit à avaler foir & matin un très petit bol fort aifé à prendre, & qui procure fans effort comme fans douleur, trois grosseur dun euf de pison tou le jour, avec trois au quatre painte de tissanne au moins, & une demi douzeyne de lavement par jour ; car je etoit très-malade ; la façon de M. Dibon c'etet de prendre soir & matain une petit boulle, & ensuit une nourriture bien règle, un bon soupe avec de la viande , mais plutôt du rotie que du bolley avec un miftie du bon vin aulieurs de tissanne avec un peu de loud. Cet bien gratieux pour un malade de être traitée de la feccon sans être incommode ni sentir aucun mal, & la petit boulle et très hisé à prendre par rapport sa petitese , & sa fait aller trois au bien quatre fois par jour reglez sans aucun souffrance.

Moi qui avoit tout le maux que on peut imachiner, je povoit sa prendre sans aucun peïne , & sa mes ottée pas de lappetit ; plesieur persone quil mes venu voir il ne comté pas que je aure jamais essappée ; or M. Dibon & M. son neveut quil me on donnez toujours bon esperance, & mes disoit quil me tireré daffaire tout au tar, & sans faut ; le bon Dieu les a rendu victorieus malgrais tous les enveyeux ; car plesieur souettere plutôt mon malheur que ma gerison ; mais Dieu mercie je me voire bientôt or daffaire sil plait à Dieu, & alors ils voiront

ou quatre selles par jour. Du reste une nourriture bien reglée, un bon potage tous les jours, de la viande suffisamment, & plus de roti que de bouilli ; au lieu de ptisanne, de bon vin avec un peu d'eau. Quelle providence dans mon malheur ! Quelle obligation n'ai-je pas à MM. *Dibon* d'avoir eux seuls esperé contre toute espérance , d'avoir bien voulu se charger d'un homme que tout le monde avoit condamné & que tout le monde abandonnoit ! Dieu seul peut m'acquitter envers eux. J'espere qu'il fera taire leurs ennemis, & qu'il confondra ceux qu'une basse envie portoit à désirer ma mort plutôt que ma guérison. Dejà par sa miséricorde je suis entierement rétabli, & l'on va voir que je n'étois point incurable. C'est une vérité que je signerois volontiers de mon sang. La seule chose qui m'afflige ; ce qui me perce en effet le cœur, & me tire les larmes des yeux, c'est de n'être point en état de récompenser mes bienfaiteurs , & de ne pouvoir réconnoître la moindre partie de tout ce qu'ils ont fait pour moi. Je ne puis que prier le Seigneur (comme je le prierai toute ma vie) qu'il soit lui-même leur récompense. Au reste dans ma pauvreté je trouve un motif de consolation : si j'avois eu assez de fortune pour suivre l'avis des Médecins, peut-être les eaux de Barrege m'auroient-elles été funestes ! Au lieu comme je etét incurable , & comme je avoit befoins des oux de Bareffe ; cela je finnerez volontie avec mon propre fant pour temonnéz le fait de la vertée ; un choufe bien penieble pour moi & difgratieux pour moi ; fa me creffe le cœur & mes tiere le larmes de jeux de nettre pas en etaét de recompenféz mes bienfaiteur quil on tant eut de bontée pour moi ; je prie le bon Dieu, & le prire tant que vivere quil leur conferf en fante & leur recompenffe pour moi avec le Parradis , pour tant de cairtée quil ont eut pour moi que je le foiette de tout mon cœur ainfi foit-il. Je mes confolle de mon pouvrettée ; car peut-être fi javoit eté riffe les oux de Barreffe , mes aurez crevez & fait morrire ; car tous voulet que je alle , tous diffoit que je fentez mauvais de plais ; mes moi je port houjourhuy comme tous pont-neuf fi je avoit le courage coumme la vollontée avec le fors, je ecrirez tou cet écrit de mon fant.

que je jouis aujourd'hui de la fanté la plus complette. Cette vérité , je le repete, je l'attefte à toute la terre , & je fcellerois de mon fang tout ce que contient cet écrit.

Non nobis , Domine , non nobis fed nomini tuo... Gloriam. Pfal.
» Ce n'eft point à nous ; c'eft
» à vous, Seigneur , qu'il faut
» en rapporter la gloire. «

F I N.

Certificat de M. GOULLARD, Conseiller Médecin ordinaire du Roi.

JE, souſsigné, Conſeiller Médecin ordinaire du Roi, certifie avoir vû le nommé *Pierre de Dyn*, natif d'*Anvers*, attaqué d'une tumeur vénérienne très-conſiderable, qui occupoit l'aîne du côté droit, tumeur dure, renitente, & douloureuſe, ſur laquelle je lui conſeillai d'appliquer des cataplaſmes émolliens. Pluſieurs mois après ayant été appellé en conſultation pour un Malade qui étoit chez M. de Torrès, je fus ſurpris d'y trouver ce nommé la Pierre, que j'avois perdu de vue après le conſeil que je lui avois donné à la premiere & ſeule inſpection de ſa tumeur vénériénne: je lui en demandai des nouvelles, & je fus effrayé lorſqu'il me montra une playe chancreuſe d'une étendue fort conſiderable, que M. de Torrès ne voyoit pas avec les mêmes yeux que moi, puiſqu'il m'aſſura que la guériſon en ſeroit aiſée à la ſupériorité de ſon Remede. Ayant appris par la ſuite que le Remede de M. de Torrès avoit échoué, & que le Malade étoit chez M. Dibon, *Chirurgien ordinaire du Roi, rue Françoiſe près la Comédie Italienne,* je m'y tranſportai, & trouvai le Malade, après l'avoir bien examiné, dans l'état où je l'avois vû chez M. de Torrès, ou s'il y avoit quelque changement, c'étoit en pis, puiſque les forces étoient plus épuiſées, le Malade plus émacié, les bords de la playe plus durs, plus calleux, & dans l'état d'un vrai carcinome. Je ſortis, bien perſuadé que le Malade ne guériroit pas, & que le Remede de M. Dibon n'auroit pas plus de ſuccès que celui de M. de Torrès. Cependant ledit *Pierre de Dyn* s'eſt préſenté chez moi le onzieme du préſent mois: j'ai examiné ſon état, j'ai trouvé ſa playe parfaitement guérie, bien conſolidee; il a repris de l'embonpoint, & il m'a paru jouir d'une ſi parfaite ſanté, que j'ai lieu de juger que non-ſeulement le vice local eſt guéri, mais que le vice du ſang eſt radicalement détruit; en foi de quoi je lui ai délivré le préſent Certificat, pour lui valoir ce que de raiſon. Fait à *Paris* le 16 *Juillet* 1755. Signé, GOULLARD.

Certificat de M. LE DRAN, Maître en Chirurgie.

JE, fouffigné, Maître en Chirurgie, certifie qu'ayant été mandé il y a environ huit mois, par M. Dibon, pour avoir mon avis fur la maladie du nommé la Pierre de Dyn, je lui ai trouvé dans l'aîne droite un ulcere vérolique, large, très-profond, & accompagné d'un finus qui s'étendoit affez loin, ayant de plus un bubon fous l'aiffelle gauche, & autres fignes de vérole ; qu'ayant encore été mandé à quatre ou cinq reprifes pour me confulter fur diverfes circonftances de la maladie, ledit Pierre de Dyn eft revenu aujourd'hui me voir parfaitement guéri. A Paris ce 16 Juillet 1755. Signé, LE DRAN.

Certificat de M. HENRIQUES, Maître en Chirurgie.

JE, fouffigné, Maître en Chirurgie, certifie avoir vifité, il y a environ huit mois, le nommé la Pierre de Dyn, natif d'Anvers, à qui j'ai trouvé un ulcere vérolique à l'aîne droite, accompagné de plufieurs finus, dont le plus confiderable regnoit tout le long de la face antérieure de l'os pubis, & s'alloit perdre dans les environs de l'aîne du côté oppofé ; de plus, un bubon fous l'aiffelle du côté gauche, plufieurs puftules au fcrotum, un chancre à la verge, & un ulcere confiderable à la voute du palais. Tous ces accidens étoient accompagnés d'une fiévre continue, & d'une dyffentérie des plus marquées. Ledit la Pierre de Dyn nous dit avoir été abandonné dans cet état par M. de Torrès, Médecin, qui lui avoit fait fubir inutilement un traitement qui avoit duré trois mois & demi. C'eft pour lors que le Malade s'eft mis entre les mains de M. Dibon, Chirurgien ordinaire du Roi dans la Compagnie des Cent Suiffes, & a fait ufage avec tant de fuccès du Remede de ce dernier, qu'il s'eft préfenté aujourd'hui devant nous pour conftater fa guérifon. Je la certifie d'autant plus radicale, que je me fais un vrai plaifir d'en inftruire le Public, & de rendre juftice au Remede de M. Dibon. Fait à Paris le 19 Juillet 1755. Signé, HENRIQUES.

Certificat de M. MORAND, Maître en Chirurgie, &c.

JE, *soussigné, Maître en Chirurgie à Paris, &c. certifie que j'ai vû dans le voisinage de M.* de Torrès, *il y a plusieurs mois, le nommé* Pierre de Dyn *que M.* de Torrès *traitoit pour lors d'un large ulcere vérolique dans l'aîne droite, à la suite d'un bubon; & que le même de Dyn m'a été représenté aujourd'hui* 14 Juillet 1755, *bien guéri de cet ulcere, dont M.* Dibon *m'a assuré l'avoir traité. A Paris, les jour & an que dessus.* Signé, MORAND.

Certificat de M. HEBRARD, Maître en Chirurgie.

JE, *soussigné, Maître en Chirurgie, certifie avoir vû & visité trois fois, avec plusieurs Médecins & Chirurgiens, notamment avec M.* le Dran *mon confrere, le nommé la* Pierre de Dyn, *natif d'Anvers, qui nous a déclaré sortir de chez le Médecin* Torrès, *après y avoir subi un traitement des plus rigoureux pendant le tems de trois mois & demi. J'ai trouvé audit Malade un ulcere à l'aîne droite d'une nature chancreuse, qui s'étendoit jusqu'à la partie supérieure laterale de la cuisse. Il avoit en outre un bubon sous l'aisselle du côté gauche, un chancre à la verge, plusieurs pustules au scrotum, & un ulcere considerable qui occupoit une partie de la voute du palais. Ces accidens étoient accompagnés de fiévre, & d'une dyssenterie. Il n'étoit pas aisé de tirer un prognostic favorable, d'autant plus que la maladie & les remedes avoient épuisé le sujet; mais M.* Dibon, *malgré nos soupçons, n'ayant jamais desesperé du Malade, le tems a effectué ses esperances, & j'ai vû ledit* Pierre de Dyn *bien & radicalement guéri. J'atteste hardiment que jamais levain vérolique n'avoit porté sa malignité à un plus fâcheux période : c'est ce que je certifie véritable. A Paris, le* 16 Juillet 1755. Signé, HEBRARD.

RÉFLEXIONS
CONCERNANT
M. DE TORRÉS,

Qui avoit manqué le Malade en queſtion, & ſur le nouvel Ecrit qu'il a répandu ſous ce titre : *Réponſe à la Réfutation que M. DIBON vient de faire de deux Ecrits publiés il y a un an en faveur de M. DE TORRÉS, par M. CARBONEIL, Docteur en Médecine.*

VOILA donc encore un Malade à joindre à ceux que j'ai prouvé qu'avoit manqués M. *de Torrès*. Il ne reculera pas ce témoin, qui eſt en état de le confondre & qui ſe montrera par-tout. De toutes les prétendues guériſons que s'attribue le Médecin Eſpagnol, qu'il en produiſe une auſſi complette, auſſi difficile, &, j'oſe le dire, auſſi furprenante que celle-ci, je canoniſerai ſon Remede. Qu'oppoſera-t-il à la cure d'un Malade vû & revû par des Praticiens du premier ordre, & dont il avoit pris tant de ſoin lui-même de faire conſtater l'état ? Le Remede qui a pû opérer une gueriſon qu'il n'a pas ſeulement manquée, mais qu'il avoit rendue preſque impoſſible, eſt donc bien ſuperieur au ſien? Ainſi le défi que je faiſois au Docteur par ma ſeconde Lettre, & qu'il s'eſt bien gardé d'accepter, eſt pleinement décidé à mon avantage par la ſeule guériſon du ſujet qui avoit occaſionné ce défi (1). Mais com-

(1) Les deux guériſons rapportées dans ma premiere Lettre, page 4 & ſui-vantes, & celle dont j'ai fait le détail dans l'Ouvrage qui a pour titre : *Réfu-tation de deux Ecrits publiés en faveur de M. de Torrès, &c.* aſſurent encore à mon Remede la ſuperiorité ſur celui de l'Eſpagnol, puiſque les maladies qu'il s'agiſſoit de guérir avoient réſiſté à l'uſage d'un long traitement.

ment, en réduifant ce Malade dans l'état déplorable où il l'avoit mis, a-t-il ofé traiter de *Bourreaux* les Chirurgiens François dont toute l'Europe reconnoît la fuperiorité ? Comment en imitant leurs frictions, dont l'ufage eft au moins juftifié par une très-longue experience, a-t-il pû croire qu'un Remede auffi peu fûr que le fien prévaudroit fur les Remedes connus ? Je ne prefferai point toutes ces conféquences qui fe développent d'elles-mêmes, & je paffe au nouvel Ecrit qu'il a publié fous le nom de *Carboneil.*

Je ferai court fur cet article. La reconnoiffance, la juftice, & fur-tout l'amour de la vérité, m'ont fufcité un bon défenfeur dans la perfonne de M. *Godard.* Ce Négociant plein de probité, qui a été réellement mon Malade, & que j'ai guéri très-réellement, n'eft point un être de raifon comme M. *Bertrand le Lépreux*, que perfonne n'a vû, ne voit, ne connoît, excepté M. *de Torrès* & fon prétendu *Carboneil.* M. *Godard* eft très-connu, ne craint point de l'être, & y gagne. Il m'a prévenu, & il a démontré deux faits importans. Premierement, le Chirurgien de cent cinquante lieues dont *Carboneil* a rapporté une Lettre écrite, dit-on, par le Malade à fon pere, mais évidemment fuppofée, ou mandiée du moins & dictée par M. de *Torrès* lui-même, n'a point été guéri par le Médecin Efpagnol ; puifqu'un Dentifte intelligent qui a vû la bouche du Malade avant qu'il eût effuyé tous les remedes du Docteur, & qui l'a revue lorfqu'il eft forti de fes mains, n'a trouvé chez lui d'autre changement qu'une grande foibleffe, & une forte d'épuifement. Le fecond fait prouvé par M. *Godard*, donne au Docteur un démenti formel fur la mal-adroite & très-fauffe hiftoire de la Marchande de galons qu'il fuppofe que j'ai manquée. M. *Godard*, dont toute l'aventure a été brouillée par les Mémoires fournis au Médecin Efpagnol, eft cette Marchande de galons. Sa Lettre à M. *de Torrès* eft vraiment de lui ; il eft prêt à la foutenir contre tous les Navarrois, Maures & Caftillans que produira M. *de Torrès*, fous quelques noms & fous quelques qualités qu'ils paroiffent. Par cette Lettre, M. *Godard* m'a laiffé peu de chofe à faire, & je me renfermerai dans quelques obfervations.

M. *de Torrès* prétend que je le fers en décriant son Remede. Il eſt certain que mes Ecrits n'ont pas peu contribué à le faire connoître ; mais ſi j'ai rendu ſon nom célebre à force de le faire imprimer, je ſçai, comme tout le Public, que ſon Remede ne l'eſt gueres. Il peut donc tant qu'il lui plaira exagérer ſes chimeriques ſuccès : perſonne, non plus que moi, n'en croit rien.

Son prête-nom, M. *Carboneil*, ne m'a pas plus convaincu de ſon exiſtence & de celle du Médecin aux dartres, que des neuf cens guériſons qu'il attribue au Docteur. Neuf cens cures depuis un an ! Un M. *Bertrand*, Médecin, qui n'eſt connu de qui que ce ſoit, & qui traite d'une Charge chez le Roi ! C'eſt porter la dériſion au delà des bornes ; il faut reſpecter bien peu le Public, pour ſoutenir juſqu'à la fin de pareilles fables.

Je n'ajouterai rien aux preuves oppoſées par M. *Godard* à la prétendue Lettre du Malade de cent cinquante lieues. Mais de quel front M. *de Torrès* a-t-il pû faire imprimer une piece remplie d'hyperboles auſſi ridicules & auſſi outrées que l'offre des cinquante mille livres de rente qu'il a voulu perſuader qu'on lui avoit faite, & le judicieux parallele, qui a été ſûrement fait par plaiſanterie, de la Pierre Philoſophale avec ſon Remede ? Comment M. *de Torrès* n'a-t-il pas ſenti que la fauſſeté ou la ſuggeſtion de cette piece ſauteroit aux yeux de tous ſes Lecteurs ?

L'épée de chevet du Docteur, eſt toujours de chercher à me commettre avec des Praticiens reſpectables, & que je reſpecte autant que j'eſtime peu ſon Remede. J'ai ſoigneuſement diſtingué ce qu'il ſe tue par-tout à confondre : j'ai reconnu l'intégrité, la ſageſſe, & la ſuperiorité des lumieres des *Falconnet*, des *Vernage*, des *Morand*, dont il rapporte les témoignages ; mes ſoupçons n'ont jamais porté que ſur ſon adreſſe ou ſur ſon manége, dont j'ai des exemples & des preuves ; ainſi rien de commun entre M. *de Torrès*, & les habiles gens qu'il veut m'oppoſer.

M. *de Torrès* eſt bien glorieux que je n'aie indiqué que ſix Malades manqués par ſon prétendu Spécifique, comme ſi j'étois obligé de faire un long martyrologe de tous ceux dont j'ai feulement entendu parler. J'ai défigné ces fix Malades, parce que je les ai vûs moi-même fortant de fes mains en l'état où je les repréfente.

Il faut ajouter à ces fix Malades le nouveau Martyr, Auteur du Mémoire qui précede ces Réflexions, & qu'il a publié être mort dans l'ufage de mon Remede. *Carboneil*, après s'être applaudi du petit nombre de ces Malades manqués en comparaifon des neuf cens cures qu'il attribue à fon Docteur, rapporte des certificats qui prouvent la guérifon de deux de ces mêmes Malades. Ces certificats marquent en effet que tels Malades en telles circonftances ont été guéris par M. de *Torrès*; mais ils n'ont point d'application à ceux que j'ai défignés. Pour s'en convaincre, il ne faut que comparer la defcription que *Carboneil* a faite à la mienne.

La réponfe de *Carboneil* eft terminée par le plus pitoyable menfonge, par l'impofture la plus atroce qu'on ait jamais imaginés. Il me défigne trois Malades que j'ai manqués, felon lui, avec beaucoup d'autres. Mais comment les défigne-t-il? Heureufement tout le monde a vû que la fable de ces Malades n'étoit qu'une miférable récrimination, à laquelle il n'y avoit que cette réponfe : *Mentiris impudentiſſimè.* M. *Godard* a difcuté le fait de la prétendue Marchande de galons de la rue S***; mais qu'eſt-ce encore que le Chapelier de la rue***? Voilà des indications bien faites, & qui méritent beaucoup de foi. Quant à l'Officier que M. *Dieuxaide*, Maître en Chirurgie, fuppofe avoir vû dans un état qui tenoit de la fureur, il faut avoir renoncé à tous les fentimens d'honneur, pour ofer hazarder un menfonge auffi caractérifé que l'eft celui-là. M. *Dieuxaide*, dont la difgrace auroit dû le corriger de fon zele pour le Remede de l'Efpagnol, peut-il efperer que fon témoignage foit de quelque confideration? Je lui défie de me produire ce Malade fi cruellement maltraité, & qui par cette raifon ne doit point héfiter à venir me confondre. Enfin, je fomme & j'interpelle non-feulement M. *Dieuxaide*, mais M. *de Torrès* lui-même, avec *Carboneil* & *Bertrand* (j'y joins encore MM. *Paignon* & *Gourfault*) je les fomme, dis-je, tous enfemble, & chacun en particulier, ou de me repréfenter quelqu'un des Malades qu'ils fuppofent que j'ai manqués, ou de les faire expliquer, foit par écrit, foit de vive voix, devant tel arbitre dont nous conviendrons; ou en un mot de me convaincre de quelque façon que ce foit. Jufqu'à ce qu'ils aient fait cette preuve, ils font eux-mêmes convaincus de la plus infigne fauffeté, & ne peuvent être regardés que comme des calomniateurs.

C'eft, ce me femble, avoir affez juftifié l'efficacité de mon Remede. Je croirois me compromettre fi déformais je me mettois en frais pour répondre, fur-tout à ceux qui fe cachant fous des noms inconnus, auroient la malignité de m'imputer des faits abfolument controuvés. Si quelqu'un vouloit m'attaquer déformais, je le prie d'avance d'imiter la conduite que j'ai tenu jufqu'à préfent ; j'ai mis mon nom à tous mes Ecrits ; j'ai apporté des preuves de tout ce que j'ai avancé. Tel doit être le procédé d'un galant homme qui n'appréhende point de fe montrer au grand jour.

APPROBATION.

J'AI lû, par ordre de Monfeigneur le Chancelier, un Manufcrit intitulé : *Témoignage public rendu à M. Dibon, Chirurgien ordinaire du Roi dans la Compagnie des Cent Suiffes de la Garde du Corps de Sa Majefté, par Pierre de Dyn, d'Anvers ; avec les preuves de la cure, &c.* & je n'y ai rien trouvé qui forte des bornes d'une jufte défenfe. A Paris, ce 18 Juillet 1755.

GIBERT.